UN

TYPE INTERMÉDIAIRE

ENTRE

LA LÈPRE, LA SYRINGOMYÉLIE

ET LA

MALADIE DE MORVAN

PUBLICATIONS DU *PROGRÈS MÉDICAL*

UN

TYPE INTERMÉDIAIRE

ENTRE LA

LÈPRE, LA SYRINGOMYÉLIE

ET LA

MALADIE DE MORVAN

PAR

Le Dr Jean **CARDAMATIS** (d'Athènes)

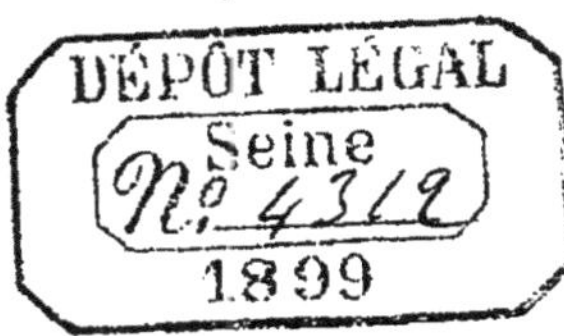

PARIS

AUX BUREAUX DU	Félix **ALCAN**
PROGRÈS MÉDICAL	ÉDITEUR
14, rue des Carmes, 14.	108, boulevard Saint-Germain,

1899

UN

TYPE INTERMÉDIAIRE

ENTRE

LA LÈPRE, LA SYRINGOMYÉLIE

ET LA

MALADIE DE MORVAN

La lèpre, la syringomyélie et la maladie de Morvan, sont des types cliniques qui offrent parfois entre eux de singulières analogies ; l'observation suivante réunit chez la même malade les caractères de ces trois affections :

Mar... N., âgée de 55 ans, née dans l'île d'Andros, veuve, de petite taille, a vécu avec son mari pendant deux ans. Après la mort de celui-ci, elle a continué pendant plusieurs années à s'occuper de son ménage, jusqu'à son entrée à l'hôpital de l' « Espoir » d'Athènes. Après plusieurs mois de séjour à l'hôpital, elle est retournée au mois d'octobre 1897 dans son village, où elle demeurait depuis vingt ans, sur un coteau où s'étend une aunaie, à une demi-lieue de la mer.

La malade, d'une intelligence assez éveillée, affirme que ses parents n'ont jamais eu de manifestations d'alcoolisme, arthritiques, tuberculeuses, ni syphilitiques, etc. Dans les antécédents héréditaires, nous ne trouvons rien d'anormal, ni accidents nerveux, ni dégénérescence quelconque. Pour ce qui concerne sa mère, nous apprenons qu'elle était de petite taille, très maigre, *probablement tempérament nerveux*. Elle n'a eu que deux frères plus âgés qu'elle : le premier de constitution vigoureuse vit encore en parfaite santé, le second est mort dernièrement à la suite d'une pneumonie. Tous les trois, bien que mariés, n'ont pas eu d'enfants. Ceci n'est certes pas d'une grande signification, mais loin de le considérer comme un fait insignifiant, nous croyons devoir y ajouter une certaine importance.

Dans sa première enfance, en tombant, elle fut atteinte d'une luxation du coude droit. A l'âge de six à sept ans, elle a eu une atteinte de variole, dont elle porte encore les cicatrices, de dimensions variables, siègeant plus particulièrement sur le dos, le creux axillaire, le membre supérieur gauche, le coude, le genou et le milieu de la jambe gauche. Nous pensons que de l'éruption variolique date la première éruption de là lèpre, c'est-à-dire l'expression initiale de son efflorescence, la malade n'avait rien ressenti auparavant, elle ne se rappelle pas de prodromes, ni fièvres intermittentes, ni rémittentes, ni rien d'autre. Néanmoins, comme épilogue dans les commémoratifs, elle a présenté une permanente aménorrhée.

A l'examen nous constatons que l'aspect du visage est déplorable, la face est complètement déformée, les extrémités supérieures et inférieures, le tronc sont déviés à gauche et en avant avec les membres supérieurs atrophiés rappelant l'attitude d'un singe se tenant debout.

Voici quel est l'état présent de cette malade : *la tête* est douée de mouvements normaux, n'étant le siège d'aucune atrophie musculaire ; la chevelure est riche, luisante et saine, les sourcils et les cils sont dégarnis. Le front n'est pas luisant, la peau n'y est ni épaisse, ni indurée, mais très régulière, les rides s'y produisent facilement. Les yeux sont séparés des orbites par un sillon circulaire bleuâtre. La musculature externe et interne de l'œil ne présente rien d'anormal. Les paupières remplissent parfaitement leurs fonctions, la malade fronce bien les sourcils. Dans son ensemble l'appareil visuel ne présente rien d'anormal. Au-dessous des pommettes, autour du nez, de la bouche, jusqu'à la mâchoire, la malade offre un masque caractérisé par une perte de substance circulaire brusquement taillée à pic. La plus grande partie des joues, les deux tiers environ, constituent un territoire rouge noirâtre. La peau qui recouvre toute cette région est épaissie et indurée. Elle n'est pas scléreuse, car cette induration semble être le résultat de son épaisseur. La souplesse donc à cet endroit est très diminuée. Toute la physionomie de la malade, avec les joues qui ne sont pas ridées, donne tout d'abord une expression morne au visage.

En dehors de cette région, la peau est souple et mobile. Le nez est pincé aux narines, comme par des lunettes, des exulcérations siégent sur la muqueuse à l'intérieur. La lèvre supérieure est épaissie, elle est saillante, présente de légères ulcérations, se renverse en haut, et donne au visage une triste expression.

Il y a seize ans, alors que sa santé était relativement bonne, la malade a remarqué à la narine gauche une petite induration, une pustule qui faisait saillie, puis un nodule qui saignait au toucher. Après quelque temps, le nodule a été transformé en une exulcération, peu à peu l'ulcération a commencé à grandir, gênant l'inspiration par les croûtes qui s'y formaient. Sur ces entrefaites, les exulcérations s'étaient multipliées, la muqueuse saine diminuait de plus en plus, des douleurs intolérables accompagnaient la formation de ces ulcérations. Cinq ans plus tard, la plus grande partie de la muqueuse nasale gauche était presque complètement détruite.

L'ulcération a continué à envahir la cloison et s'est étendue à l'autre narine. Ces ulcérations, qui ont causé des hémorragies fréquentes, se recouvrent de croûtes qui, pendant la nuit, rendent la respiration très difficile. Ce processus ulcéreux a continué son évolution pendant plusieurs années au bout desquelles la muqueuse nasale presque tout entière était envahie. Et déjà toute la sous-cloison et les ailes du nez étaient détruites. Ainsi le nez a perdu l'appui de son cartilage, il a été aminci sur les narines, il s'est aminci comme s'il était serré par un pince-nez. Un matin nous pûmes constater que le nez n'offrait plus qu'un trou, de la dimension d'une petite lentille. Un examen minutieux permit de constater que tous les os nasaux étaient sains.

La lèvre supérieure de la bouche est déformée, tuméfiée, quatre fois plus épaisse, elle est renversée en haut et en dehors de telle sorte, que la surface intérieure est devenue extérieure. De nombreuses crevasses superficielles occupent la lèvre supérieure tout entière, avec quelques débris d'hémorragie récente, et des plaques noirâtres recouvrent la plus grande partie de la face. Aussi la lèvre supérieure est-elle moins atteinte que l'inférieure. En raison de toutes ces déformations, la respiration et la mastication sont gênées et douloureuses, la mastication en particulier. Un ébranlement continuel est causé par les mouvements des lèvres et des décollements très douloureux des escarres desséchées se produisent; la mastication devient alors un véritable martyre. Malgré les ulcérations et les excoriations, le sens de l'odorat est conservé.

On ne constate ni thermanesthésie, ni analgésie, tant sur la partie extérieure et intérieure de la surface du nez, que sur les lèvres. Le toucher, au point de vue de la connaissance de la solidité des corps, est presque normal. A l'intérieur du nez, surtout dans les régions, où il n'existe aucune destruction de la muqueuse et sur quelques points tant à l'extérieur du nez que sur la région affectée, il existe par îlots une faible hypoesthésie, tandis qu'au contraire, sur les régions qui sont ulcérées on observe une grande hyperesthésie.

Le pavillon des deux oreilles est normal. Les ganglions lymphatiques, sous-maxillaires et ceux de la région cervicale, soit dans la région sterno-mastoïdienne, soit à la nuque, ne sont le siège d'aucun engorgement. La cavité buccale, dents, gencives, palais, voile du palais, luette, pharynx, etc., n'offrent aucune lésion. Le ton et le son de la voix sont normaux.

Membre supérieur gauche. — L'avant-bras est en flexion incomplète sur le bras et l'extrémité de la main paraît suspendue et comme luxée, et déviée au niveau de la région carpo-métacarpienne. Tous les doigts sont en demi-flexion au même niveau. Le pouce seul est en abduction. La main est pendante et repose sur le bas-ventre. L'index a la première phalange effilée, atrophiée et élargie, en outre il présente une inclinaison oblique en dedans, c'est-à-dire vers le médius. La seconde phalange est aussi atrophiée, tout le doigt est renversé à demi, de manière que la surface intérieure est en partie oblique, à partir presque du milieu de sa face dorsale. Les deux premières phalanges du médius ont été détruites par un panaris douloureux; ce doigt parait ne plus contenir que deux phalanges. Les phalangettes étant détruites et resorbées, sont atrophiées, et sont représentées par un tout petit nodule osseux. La première phalangette et la moitié de la seconde sont en flexion complète, et sont incurvées, touchant directement la seconde phalange et tournant autour d'elle. La troisième phalange au contraire est épaissie, et plutôt fusiforme. Il n'existe pas de diminution de longueur des doigts ou de raccourcissement en dehors de la destruction du médius. La flexion du pouce ne se fait pas. Généralement toutes les manœuvres, tous les mouvements des doigts sont très incomplets, de sorte que la malade ne peut pas fermer la main en faisant le poing. Dans l'ensemble tous les muscles du bras et de l'avant-bras sont atrophiés, et le mouvement d'opposition effectué par le petit doigt est extrêmement faible. Les intervalles des interosseux présentent une atrophie, d'où provient une cavité caractéristique. Le plus grand diamètre de la périphérie du bras, est de 15 centimètres tandis que celui de l'avant-bras est de 16 cm. 1/2. La force dynamométrique est amoindrie.

Sensation. — La sensibilité interrogée dans toutes ses modalités, ne parait pas atteinte profondément, il existe un affaiblissement, une légère hypoesthésie tactile. La sensibilité sur la surface dorsale de tous les doigts a diminué, au contraire sur le pouce nous observons le contraire. Sur la surface dorsale de celui-ci, il existe un affaiblissement de la sensibilité de la première phalange, les autres phalanges par contre sont hypoesthésiées; à la surface intérieure du même doigt, hypoesthésie à la première phalange; aux autres phalanges, diminution de la sensibilité. Nous avons ici pour ainsi dire, une forme en apparence croisée; les sensations de fourmillements, ou de froid, c'est-à-dire les phénomènes d'asphyxie locale ou ataxie vasomotrice n'existent pas.

La *peau* particulièrement aux endroits atrophiés et plutôt à la surface inférieure de l'extrémité de la main, se replie assez bien, s'élevant légèrement et conservant son élasticité; au médius, par contre, elle paraît épaissie et un peu indurée. La peau de l'avant-bras et du bras a gardé encore un certain degré de sa souplesse naturelle. Par conséquent il n'y existe pas de lésion. En général, la couleur de la peau n'est pas caractéristique, elle n'est ni luisante, ni lisse, mais elle a une couleur normale et physiologique ; au doigt épaissi seul la coloration de la peau un peu lisse et luisante est plus vive et plus animée. L'induration scléreuse n'existe nulle part. Au coude et au fond du creux axillaire, la malade porte des cicatrices, et nous en retrouvons encore sur l'épine de l'omoplate.

Les *ongles* sont un peu élargis, mais ne sont pas striés en long et incurvés en griffes. Seul, l'ongle du pouce est fendillé en nombreuses lignes perpendiculaires. Néanmoins tous les ongles n'ont pas une couleur normale, c'est-à-dire rosée, mais sont brunâtres et d'aspect malpropre.

Membre supérieur droit. — Ce membre en position naturelle, forme au coude un angle tel que la main se porte au devant du pubis. Autour de l'articulation de l'omoplate, autour de la tête d'humérus, on distingue un gonflement, une tuméfaction sphérique, qui en avant environne l'articulation tout entière. Si nous comparons à l'articulation gauche, nous voyons que la tuméfaction proémine en avant. A l'avant-bras droit le cubitus est luxé : il n'y a aucune trace apparente d'amyotrophie. L'appareil musculaire paraît conserver toute sa vigueur. Cependant il y a une amyotrophie très légère des muscles du bras. Ainsi la circonférence maxima du bras est de 18 centimètres celle de l'avant-bras est de 18 centimètres il n'y a à la main aucune amyotrophie. La sensibilité est intacte. En général au point de vue de la force, de la sensibilité, des mouvements réflexes, du dynamomètre, etc., la main droite est supérieure à la gauche. Presque tous les mouvements peuvent se faire, et nous disons presque tous parce que les mouvements du bras sont un peu diminués ; la flexion de l'avant-bras sur le bras ne peut s'opérer à cause de la luxation La peau est normale, les ongles sont un peu élargis, l'ongle du médius est déformé et en partie détruit par un petit panaris indolent. L'auriculaire à sa base porte une cicatrice longue et profonde. Il y a aussi d'autres cicatrices autour de l'épine d'omoplate droite.

Membre inférieur droit. — Celui-ci est atrophié tout entier. Tout l'appareil musculaire jusqu'aux muscles du pied le sont en partie. Sur le genou existe une tuméfaction volumineuse sphérique, proéminente au devant de l'axe du fémur, de sorte que l'articulation du genou est déviée en dehors. La volumineuse masse également répandue tout autour ne nous permet pas de savoir quelles sont la situation et la qualité de la rotule, parce que le tout constitue une seule masse indurée de la dimension d'une grande orange. Une ankylose complète en est la conséquence. Exactement au-dessous du gonflement, presque au niveau de la jarretière, il y a des traces de cicatrices superficielles, ni circulaires, ni arrondies, mais larges, peu profondes, et très longues. Aussi sur le pied, et sur le gros orteil on observe des tophus, comme chez les arthritiques. Le premier orteil est dévié vers les autres doigts, ayant une direction arquée, de sorte que le second orteil est occupé par le premier et que le second chevauche sur les autres. Tous les mouvements, tant à l'articulation du fémur qu'au cou-de-pied se font complètement ; à cause de l'ankylose, aucune flexion de l'articulation du genou n'est possible. La plus grande circonférence de la cuisse mesure 30 centimètres et celle de la jambe 24 cent. 1/2. La sensibilité existe intacte en dehors de quelques îlots d'hypoesthésie à la jambe. La couleur, les qualités et la substance de la peau sont normales et régulières, il n'y a aucune affection cutanée ; aucune altération des ongles. La plante du pied est souvent le siège de déchirures eczémateuses profondes, touffues et nombreuses.

Membre inférieur gauche. — Bon état de nutrition, pas d'atrophie. La sensibilité est entière ; tous les mouvements sont normaux et physiologiques. La peau et les ongles sont sains. Quelques cicatrices en avant au milieu du tibia. Circonférence maxima de la cuisse 37 centimètres ; de la jambe 27 centimètres. Flexion du genou normale. Le seule vice de ce membre est un eczéma sec, passager, avec nombreuses déchirures se répétant bien souvent.

Tronc. — La station du tronc accuse de la scoliose, de droite à gauche, avec une légère incurvation antérieure au niveau des omoplates. Le tronc est incliné à gauche et en avant, presque dans l'attitude du coureur, qui se penche en avant dans sa marche rapide. Pour mieux préciser, nous menons une perpendiculaire de l'atlas, au niveau d'une horizontale passant par le milieu du tronc au niveau de la plus grande déviation du rachis. En même temps nous menons une ligne représentant l'axe vertébral que nous continuons jusqu'à la plus grande déviation de la colonne vertébrale. Ces deux lignes ne se rencontreront pas quand elles arriveront au même niveau, mais s'écarteront jusqu'à 11 centimètres.

Colonne vertébrale. — Elle a une inclinaison de droite à gauche, la déviation commence exactement au milieu de la courbure dorsale. Cette inclinaison remonte légèrement et augmente la courbure de la section cervicale, ici la colonne s'incurve légèrement en avant. En avant du thorax, le côté droit est atrophié, l'atrophie musculaire est surtout intense aux régions pectoro-sous-clavières. L'atrophie des muscles thoraciques du grand dentelé et des grands muscles dorsaux, donne au thorax, dans cette région, un aspect comprimé et difforme. L'omoplate droite ressemble beaucoup à celle des tuberculeux. En dehors de l'atrophie locale, nous devons signaler un amaigrissement généralisé de la malade. A chaque élévation de la main se forme un creux profond entre l'omoplate et la paroi thoracique, produisant ainsi une omoplate ailée. L'épine de l'omoplate est très proéminente. L'omoplate gauche, au contraire, n'offre pas cet aspect, à cause de l'atrophie des muscles qui meuvent le bras, qui sont complètement contractés. Une difformité très accentuée s'ensuit.

Motilité. — La main gauche et le membre inférieur droit se meuvent difficilement. Les mouvements de la main droite sont limités par la luxation du cubitus ; l'amyotrophie du deltoïde et aussi des muscles fléchisseurs de l'avant-bras sur le bras, du membre gauche, limitent encore la motilité de ce membre, qui ainsi devient presque inutile.

Nous constations la même chose pour la motilité du membre inférieur droit, à cause de l'atrophie musculaire des muscles fessiers, des muscles de la cuisse et de la jambe. Cet état peut être attribué à la destruction des fibres musculaires, l'amyotrophie est primitive et la parésie est deutéropathique, dépend de l'atrophie progressive.

La malade, bien que frappée d'ankylose du genou droit et de luxation de la main droite, assure qu'elle travaillait ainsi dans son pays comme servante auprès d'une famille. Donc, nous avons deux membres croisés — membre supérieur gauche et membre inférieur droit — presque complètement inu-

tiles, la main droite aussi est en partie impotente. La coïncidence de tuméfaction au niveau des articulations du membre
supérieur droit, du genou droit et de l'orteil du même pied
est un phénomène digne de remarque. La marche, évidem-
ment, se fait avec difficulté, elle provoque une douleur qu'ag-
grave encore l'eczéma de la plante des pieds.

La sensation du froid, de chaleur, de toucher, de douleur, etc., n'avait jamais manqué, mais déjà elle gagne
quelques régions—en bandelettes ou îlots—plutôt symétriques
et particulièrement en arrière des omoplates, et en avant autour des sterno-cléido-mastoïdiens, régions où nous avons
constaté une diminution de la sensibilité. Au membre inférieur droit, au contraire, malgré une grande atrophie nous ne
trouvons aucune altération de la sensibilité comparable à celle
constatée à gauche. Néanmoins si nous faisons un examen bien
attentif, nous pouvons constater quelques îlots erratiques
d'anesthésie légère à la jambe. Donc nous pouvons dire qu'aux
membres inférieurs, sinon absolument, du moins en règle
générale, il n'existe pas de différence de la sensibilité, sauf sur
quelques points. De même la thermanesthésie et l'analgésie
n'existent pas en général, mais seulement un léger affaiblissement, une très légère diminution. Cette diminution de la sensibilité étant propagée en ruban, ne donne pas de limites tran-
chées, comme nous avons pu constater soigneusement, mais
plutôt confuses, disparaissant graduellement. Généralement
nous voyons que la thermanesthésie et l'analgésie correspon-
dent comme siège aux autres accidents constatés, c'est-à-dire
affectent la forme croisée. On ne constate pas la sensation de
froid ou de la chaleur aux extrémités, ni aux membres supérieurs, ni aux inférieurs. Il n'y a non plus ni troubles vaso-
moteurs, ni ataxie vasomotrice, ni phénomènes d'asphyxie
locale. Les réflexes cutanés, palmaires, sont très légèrement
diminués à la main gauche, tandis que les réflexes plantaires
sont conservés.

Troubles trophiques. — Ils paraissent avoir frappé en masse
le membre supérieur gauche, et avoir envahi en même temps
les muscles du membre inférieur droit. Il est étrange que les
muscles de la face n'aient pas été envahis, tandis que les muscles du thorax ont commencé à être attaqués, avec une localisation plus accentuée sur la main droite. Certainement nous
ne pouvons dire s'il s'agit ici d'une dégénérescence graisseuse
des fibres musculaires, ou d'une simple atrophie des muscles
avec destruction du tissu graisseux, nous ne pouvons non plus
dire, s'il s'agit d'un trouble de la contractilité des muscles
ou d'une paralysie des fibres nervo-motrices. En procédant à

un examen électrique avec une excitation de moyenne inten-
sité et en amenant les pôles aussitôt que possible, l'un auprès
de l'autre, sur la surface des muscles malades, nous avons
observé une légère excitabilité électrique, au membre supérieur gauche, comme au membre inférieur droit; il y a donc
une atrophie incomplète. Or, il faut attribuer la diminution de
la surface musculaire, aux nerfs trophiques spéciaux, aux
altérations de leur substance. Sur les membres non frappés,
l'excitabilité électrique des muscles par une excitation
moyenne, était physiologique, et n'a signalé aucune ano-
malie. Ces membres étaient, il est vrai, fortement diminués de
volume, mais cela tenait à l'amaigrissement général dû à l'état
cachectique de la malade. Si nous comparons les mesures des
circonférences des membres inférieurs au même niveau, nous
voyons une différence de proportion, entre les deux cuisses et
les jambes, de 7 centimètres. Aussi la différence ou plutôt la
relation de chaque jambe vers la cuisse de membre homo-
nyme, par exemple du membre gauche, est de 10 centimètres;
tandis que du côté droit, elle est à peine de 6 cent. 1/2. Aussi il
existe entre les membres supérieurs une différence aux bras
et aux avant-bras de 3 centimètres. Le bras gauche et l'avant-
bras du même côté ont 1 cent. 1/2 de différence; tandis qu'à
droite il n'y en a aucune.

Viscères et organes. — Tous les viscères et les organes du
thorax, du ventre, sont normaux. Seule la rate est un peu volumineuse à cause de quelques accès de fièvres palustres. Le
tube digestif souffre d'une dyspepsie douloureuse.

Sens. — Tous les sens : vue, ouïe, goût, odorat sauf, le toucher, sont normaux.

Cette observation nous porte à rapprocher les troubles que nous avions constatés à la peau, aux mu-
queuses, aux masses musculaires, aux os, des diverses
maladies que ces lésions nous donnent à soupçonner.

Elle mérite d'être discutée, car les troubles mor-
bides complexes que présente la malade nécessitent
d'établir le diagnostic différentiel qui fera le sujet des
réflexions de cet article.

L'hémiplégie croisée en apparence, les déformations
articulaires, la scoliose de la colonne vertébrale, la
difformité du tronc, la parésie, l'atrophie généralisée
des muscles de la malade, l'état ulcéreux de la face

nous obligent à songer à diverses maladies, qui sont en relation avec cette symptomatologie.

En regardant la malade nous sommes aussitôt frappé de sa marche pénible. L'état parétique des membres supérieurs et inférieurs en forme d'hémiplégie croisée, nous fait momentanément songer — en dehors d'autres lésions — à une lésion de la moelle allongée. Mais, à notre avis, il ne s'agit ni de lésion unilatérale, ni de compression, par exemple, due à une déviation ou luxation des vertèbres, à une tumeur ou à un noyau tuberculeux, etc., il s'agit d'une parésie dont dépendent directement les troubles trophiques et les lésions articulaires. L'atrophie des muscles que le nerf radial innerve à gauche, avec les doigts en demi-flexion, peut être due à la pachyméningite cervicale; mais chez elle il y a un type particulier de la main, dont le carpe est en renversement sur l'avant-bras, avec une extension forcée. Ici c'est tout le contraire, la paralysie du nerf cubital donne à la main une attitude toute différente.

Cette déformation est due à la paralysie et l'atrophie des rameaux terminaux du nerf cubital, qui innervent les muscles interosseux, et qui empêchent les mouvements latéraux des doigts, de sorte que les mouvements d'abduction et d'adduction des doigts, sont à peine esquissés à la main gauche. Du reste les mouvements de flexion des doigts sont diminués; et la patiente ne peut faire le poing; l'affaiblissement et les contractures des muscles fléchisseurs montrent que les muscles antagonistes sont le siège d'une atrophie.

Outre l'atrophie générale des muscles du membre supérieur gauche, nous avons encore un autre point intéressant à signaler: c'est l'abolition de la sensibilité, dans quelques régions, avec contracture; ici nous avons en vérité des contractures, mais aussi une diminution de la sensibilité rubanée qui n'est pas nette, mais confuse. Durant la lente évolution de cette affection, apparaît quelquefois une éruption pustuleuse ou pemphigueuse qui se transforme en ulcération et même en gangrène. Par une étrange coïncidence nous constatons les traces d'un processus ulcéreux exactement à la région où l'éruption de la pachyméningite cervicale se localise, c'est-à-dire, sur le trajet des nerfs du plexus cervical et du plexus brachial. Outre l'atrophie des membres supérieurs et inférieurs, et la conservation de la flexibilité du cou, le fait que la pachyméningite cervicale attaque d'abord les membres supérieurs, et seulement après les inférieurs, suffit à établir le diagnostic différentiel.

La régularité de l'atrophie musculaire, sa marche lente avec type d'atrophie générale étendue uniformément aux muscles, et la contracture qui commence à la main gauche, et les premiers signes de l'atrophie musculaire à la main droite, sont les signes pathognomoniques de la sclérose amyotrophique transversale.

Mais la sclérose amyotrophique transversale ne peut pas être confondue avec l'affection de notre malade, parce que l'évolution de cette maladie ne dépasse pas trois ans, de plus la phase d'atrophie fait souvent défaut aux membres inférieurs, et si elle existe, elle est relativement petite et contraste avec la grande atrophie des membres supérieurs ; la main a encore un type différent, parce que les doigts se fléchissent fortement en forme de poing.

L'atrophie du membre supérieur gauche avec destruction complète du deltoïde, du biceps, du coracobronchial et du bras et un peu de l'avant-bras, comparée à une destruction légère des groupes musculaires de l'autre membre et aussi le rapprochement de l'atrophie du membre inférieur droit avec le gauche, nous fait un instant penser à une atrophie musculaire progressive ou à un grand amaigrissement indépendant de cette affection. La marche lente de la maladie, la diminution de la sensibilité cutanée aux régions atrophiées, le manque d'abolition complète de la sensibilité, mais bien l'existence d'un affaiblissement (qui, bien que rarement, a été néanmoins observé par Duchenne sur quelques personnes qui souffraient d'atrophie musculaire progressive), portent à pencher en faveur d'une atrophie musculaire progressive. Cependant on abandonne de suite cette opinion, parce que l'atrophie musculaire progressive présente un symptôme très caractéristique, qui lui est propre, c'est qu'elle n'atteint pas d'emblée tous les muscles, mais les frappe progressivement, l'un après l'autre, de sorte qu'à côté d'un muscle détruit l'on voit en opposition évidente un muscle sain.

Si nous étudions avec une attention minutieuse le thorax, nous constatons à droite une atrophie manifeste très progressive, qui, détruisant tous les muscles, a fait disparaître les saillies musculaires.

Il n'est point étrange de voir s'étendre au côté opposé les troubles contatés à droite du thorax et l'on peut donc songer encore à l'atrophie musculaire progressive. Si nous admettons que l'atrophie musculaire ait commencé par la main gauche, attaquant successivement tous les muscles du membre supérieur gauche, il n'est pas invraisemblable qu'elle ait frappé, comme il arrive quelquefois, les muscles du tronc, puis les membres droits supérieur et inférieur, laissant encore des masses musculaires complètement sauves. Selon Duchenne, la paralysie des muscles interosseux de la main gauche avec déformation et flexion de tous les doigts, sont les marques caractéristiques d'une atrophie musculaire progressive; et si nous n'avions la conviction qu'il s'agit d'une autre affection, notre opinion serait faite.

La malade donne des renseignements incomplets sur l'origine et la phase initiale de la prétendue variole dont elle a souffert dans son enfance. Mais le type des cicatrices n'est pas le type commun des traces indélébiles d'une éruption variolique, c'est-à-dire de petites cicatrices creuses, lisses, arrondies, circulaires, qui lorsqu'elles sont plus vieilles deviennent blanchâtres. Nous

constatons chez notre malade de grandes surfaces anor-
males lisses, écailleuses, les cellules de l'épiderme
mortes non en groupes, formant comme des écailles qui
s'irradient.

A la face externe des deux membres supérieurs, surtout à gauche, il existe des cicatrices ayant le diamètre
depuis celui d'une pièce de cinquante centimes, jusqu'à
celui d'une amande et même d'une pièce de deux francs.
Les petites cicatrices sont presque toutes uniformément fauves au centre. Celles qui sont plus larges sont
presque toutes blanchâtres. Probablement des phlyc-
tènes ont formé des abcès larges qui ont donné lieu à
ces cicatrices difformes. Cependant il est bien étrange
que les évolutions suppuratives d'abcès aient laissé des
traces indélébiles presque tout autour des articulations,
quand dans aucune autre région et au visage où l'éruption variolique évolue surtout, il n'y a absolument pas
une seule cicatrice même minime. Si nous faisons l'hypothèse de l'existence de la variole, nous devrons admettre qu'elle a été discrète. Mais nous ne pouvons cependant la ranger ni dans le type discret, ni dans le
type en corymbes, ni encore dans le type cohérent ou
confluent. Il est bon aussi de constater que les points
où existent les cicatrices confluentes, sont le siège de
quelques contractions, de troubles trophiques, l'affaiblissement des mouvements, de grands tophus, de lésions osseuses et d'impotence des membres. S'agit-il
donc d'abcès deutéropathiques compliquant les exulcérations de suppurations secondaires? S'agit-il d'une inflammation secondaire des séreuses articulaires ou
d'affections douloureuses dans lesquelles un traitement
empirique ait provoqué des fistules ou qu'on a cautérisées
profondément? Malheureusement notre malade, son
frère et toutes les personnes qui se trouvaient dans son
entourage, n'ont pu nous donner une histoire complète,
parce que la patiente souffrant presque depuis 30 ans,
avait quitté son pays, nous sommes donc obligé de

faire des hypothèses. A l'Ile d'Andros, les paysans font encore emploi d'une racine appelée « scarphi », dont ils se servent particulièrement pour les animaux — bien rarement pour les hommes — dans le traitement des congestions et phlegmons qui sont localisés aux articulations; ils scarifient la peau superficiellement et en même temps frictionnent avec la racine; après un quart d'heure, il se produit un gonflement local, puis après quelques jours une suppuration très abondante. Ça suffit pour guérir l'animal. Y a-t-il eu ici quelque chose de pareil? Nous ne pouvons rien affirmer mais nous faisons toujours cette hypothèse. Quoi qu'il en soit, les articulations sont le siège d'une inflammation chronique, et nous constatons à l'épaule et au genou droits un gonflement scléreux péri-articulaire.

Or dans ces cas, ou peut supposer qu'une myélite aiguë antérieure a déterminé des arthropathies qui tendent à suppurer. L'humidité du terrain où la malade a grandi, si on la rapproche de l'évolution d'une éruption variolique, d'une myélite aiguë antérieure ou paralysie spéciale infantile, et d'autre part la probabilité d'une arthropathie phlegmoneuse, peut expliquer facilement l'hémiplégie croisée, avec prédominance de lésions, non sur les os, mais au contraire sur les muscles, où existe le trouble trophique. Mais dans ce cas, pour expliquer les atrophies du thorax et du bras droit, il faut admettre l'atrophie musculaire progressive.

Laissons les troubles atrophiques, et revenons directement aux gonflements des articulations et l'ankylose du genou. Le tophus caractéristique d'orteil, le volume de l'humérus, la tuméfaction sphérique avec ankylose du genou, nous ont fait penser qu'il s'agissait de dépôts d'urate de soude, vu qu'en outre la malade était atteinte d'une dyspepsie douloureuse, d'exulcération de la face, peut-être eczéma du visage, qui ne sont pas très rares chez les arthritiques. La localisation de l'affection est très intéressante, parce que bien souvent elle a été observée chez les arthritiques à l'extrémité postérieure des narines, quelquefois au sillon labio-nasal, aux coins de la bouche sur toute la surface des lèvres. Enfin il est un point sérieux en faveur de l'arthritisme : nous voyons quelquefois chez les arthritiques, les lèvres affectant une forme semblable à celle de l'éléphantiasis. C'est une hypertrophie très marquée du tissu conjonctif. La patiente en outre souffre au niveau de la plante des pieds d'un eczéma passager. Tout cela nous porte à croire, en dehors de la lèpre, à la coïncidence de l'arthritisme auquel nous devons attribuer la tuméfaction et les tophus. Et enfin les expériences que nous avons faites, par la méthode de Garrod, nous persuadent que l'arthritisme de notre malade est indiscutable.

L'exulcération difforme de la face, les joues épaissies avec des ulcérations de la cloison du nez, et de la lèvre supérieure, peuvent être confondues avec une syphilis ulcéreuse. La forme herpétique d'une lèpre ulcéreuse et la syphilis ulcéreuse peuvent sans aucun doute être confondues. Dans la syphilis nous savons que le squelette entier subit des altérations et que souvent la syphilis amène des destructions hideuses des os du nez et du palais de la bouche. Elle détruit l'éthmoïde et perfore la cloison nasale. Plus tard elle peut détruire le nez lui-même et ses os, et alors, comprimée en arrière, la pointe du nez est retroussée. Mais notre malade n'a pas cet aspect, bien que la lésion soit localisée au nez depuis dix années, en réalité il n'existe pas une affection destructive des os nasaux; il n'y a aucune nécrose, et le nez n'est pas comprimé par derrière, et son extrémité n'est pas retroussée. Nous avons néanmoins une lésion ulcéreuse profonde, douloureuse, et facilement siège d'hémorragie au moindre contact. La cloison nasàle est très mince, les places ulcérées sont régulières, tandis que s'il y avait ozène syphilitique la cloison est souvent perforée et il y aurait un écoulement sanglant, fétide, ichoreux. Chez notre malade nous ne constatatons que des hémorragies très légères et les sécrétions du nez sont inodores. L'ozène de la lèpre donne lieu à des ulcérations qui siègent à la partie inférieure de la cloison, le nez est très caractéristique, et offre l'aspect d'un nez pincé par des lunettes. Un point de diagnostic sérieux en faveur de la lèpre est la diminution de la sensibilité sur la muqueuse nasale, et particulièrement là où la muqueuse nasale n'est pas exulcérée. En outre il existe de l'affaiblissement de la sensibilité par îlots symétriques, à quelques points de la face externe du nez, et sur le visage.

Tous les symptômes observés : déformations, contractures, troubles trophiques, destruction des phalangettes, onglée, amyotrophie, diminution de la sensibilité, exulcérations, thermanesthésie, analgésie, etc., nous persuadent qu'il s'agit ici indiscutablement de la lèpre.

Après avoir admis le diagnostic de lèpre, il faut discuter la signification des troubles trophiques, les troubles de la sensibilité, la scoliose, qui peuvent tenir à la syringomyélie, que M. Zambaco croit être une lèpre anesthésique de Danielsen. Comme dans la syringomyélie, il y a dissociation : lorsque nous piquons avec une épingle, nous avons une sensation qui n'a pas la même énergie sur toute la surface du corps. Dans quelques régions vers les bras, aux mains et sur la face dorsale de quelques doigts, sur le nez, à la clavicule, etc., nous notons un affaiblissement de la sensibilité, tandis que dans d'autres points, si nous piquons de la même façon, nous constatons une grande hyperesthésie, comme à la surface de quelques doigts. De même avec un corps chaud, nous provoquons exactement le même résultat dans les mêmes régions. Par conséquent, nous avons une abolition ou plutôt une diminution de la sensibilité thermique et analgésique pour quelques régions symétriques, tandis que parfois elle est irrégulière, sans symétrie, et par îlots ; la sensibilité tactile est toujours conservée partout.

Il n'existe pas chez la malade de limites nettes aux troubles sensitifs. Une tendance à la symétrie des zones anesthésiées, aux régions sterno-mastoïdiennes par exemple, nous fait encore pencher vers le diagnostic de lèpre.

Nous savons que dans la lèpre l'anesthésie est toujours symétrique, d'abord rubanée, puis segmentée, disséminée par îlots, tandis que dans la syringomyélie elle est toujours d'abord segmentée.

Quelquefois l'une de ces affections peut revêtir l'aspect de l'autre, et tandis que nous constatons les signes d'une syringomyélie, le microscope nous révèle l'existence du microbe de Hansen, ou inversement.

Mais si la lèpre peut revêtir la forme de syringomyélie, et la syringomyélie celle de lèpre, ceci ne signifie pas que ces deux affections sont une entité nosographique, parce que les altérations pathognomoniques de la moelle épinière sont nettement distinctes.

Dans la syringomyélie, il y a une évolution hyperplasique de la neuroglie, de la substance grise de la moelle spinale, tandis que sur la lèpre nous avons, selon Virchow, des tumeurs formées par des cellules granuleuses.

Récemment Gastou, Lesné et Dominici ont publié quelques cas où la syringomyélie avait revêtu la forme de la maladie de Morvan, mais Zambaco considère tous ces cas comme de la lèpre et admettant une atténuation de la lèpre, il n'admet ni maladie de Morvan, ni syringomyélie.

Kalindero et Marinesco, au contraire, d'accord avec Schultz, Charcot, Marestang et Hoffmann, séparant la lèpre de la syringomyélie, différencient les deux maladies, au point de vue clinique et anatomo-pathologique ; ils font remarquer que les troubles trophiques des membres inférieurs sont très rares dans la syringomyélie, et sont fréquents dans la lèpre. Ils décrivent encore un type de la main, dans quelques cas de la lèpre, qui jusqu'alors n'a pas été vu dans la syringomyélie, ni dans la maladie de Morvan. C'est-à-dire la main avec un raccourcissement des doigts comme dans la sclérodermie, avec déviation en dehors, contracture et atrophie dans leurs extrémités.

En vérité, la caractéristique de la syringomyélie est l'analgésie, l'anesthésie à la chaleur et au froid, et la dissociation de la sensibilité. Ceci amène quelquefois de grandes difficultés pour le diagnostic de la syringomyélie et de la lèpre anesthésique. Pourtant ce signe pathognomonique peut quelquefois manquer complètement dans la syringomyélie où l'on peut observer la sensibilité intacte. Ainsi, dans un cas, Déjerine et Thomas, qui avaient posé le diagnostic d'atrophie musculaire progressive, ont à l'autopsie constaté l'existence d'une syringomyélie. Un autre signe de la syringomyélie est la scoliose de la colonne vertébrale, qui souvent apparaît de bonne heure. Ce symptôme n'existe pas dans la lèpre.

La malade que nous avons observé a des panaris, dont un a été fort douloureux, et l'autre absolument indolent; l'analgésie des panaris est un symptôme caractéristique de la syringomyélie; de même dans la maladie de Morvan, il survient des lésions analgésiques des doigts. Pourtant dans quelques cas de syringomyélie, la sensibilité peut être intacte. Nous ne pouvons donc nous appuyer sur l'analgésie des panaris, surtout après le cas de Déjerine et Thomas, qui ont trouvé à l'autopsie la destruction des cornes postérieures avec persistance de toute la sensibilité.

Un certain nombre de faits analogues au nôtre existe où des observateurs éminents ont vu leur diagnostic détruit par l'autopsie ou le microscope. Le manque de bacille de Hansen ne saurait avoir grande signification parce que, quelquefois, la découverte en est très difficile, surtout dans la lèpre anesthésique; ici probablement à cause de l'ancienneté de la maladie, les recherches (par la méthode de Ehrlich et Gabbet) ont été couronnées par le succès, d'après ce qui a été constaté dans le laboratoire microbiologique de notre éminent confrère M. Jean Phoustanos. Du reste, M. Jeanselme, recherchant sur d'anciens lépreux les bacilles de Hansen, n'a pu parvenir à les déceler, tandis que dans les périodes antérieures, c'est-à-dire quand la maladie était à son début, il trouvait presque toujours les microbes de la lèpre nombreux et caractéristiques. L'exception encore là confirme la règle, car n'y a-t-il pas de cas considérés comme des types cliniques de syringomyélie où l'on a trouvé des bacilles de Hansen?

PARIS. — IMP. V. GOUPY, G. MAURIN, SUCC., 71, RUE DE RENNES.